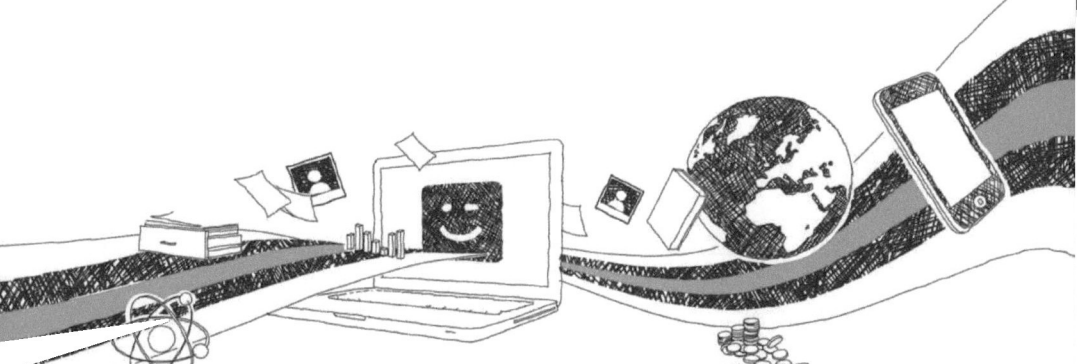
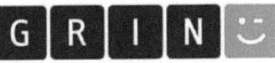

Rajko Pflügel

Ganzheitliche Unternehmensführung

Ein Konzept für heutige Herausforderungen?

GRIN Verlag

Bibliografische Information der Deutschen Nationalbibliothek:

Die Deutsche Bibliothek verzeichnet diese Publikation in der Deutschen National-
bibliografie; detaillierte bibliografische Daten sind im Internet über http://dnb.d-
nb.de/ abrufbar.

Impressum:

Copyright © 2007 GRIN Verlag GmbH
Druck und Bindung: Books on Demand GmbH, Norderstedt Germany
ISBN: 978-3-640-77682-5

Dieses Buch bei GRIN:

http://www.grin.com/de/e-book/163442/ganzheitliche-unternehmensfuehrung

Hochschule Neubrandenburg
University of Applied Sciences

Hochschule Neubrandenburg
Fachbereich Gesundheit und Pflege
Studiengang Gesundheitswissenschaften

Ganzheitliche Unternehmensführung

Ein Konzept für heutige Herausforderungen?

Schriftliche Hausarbeit

Modul: Strategien gesunder Organisation

Vorgelegt von: Rajko Pflügel

Tag der Einreichung: 02.07.2007

„Zusammenkommen ist ein Beginn,

Zusammenbleiben ist ein Fortschritt,

Zusammenarbeiten führt zum Erfolg. "

Henry Ford (1863-1947)

Inhaltsverzeichnis

Anhang: Foliensatz zur Präsentation

Abbildungsverzeichnis

1.   Einleitung und Methode

Unternehmen müssen geführt werden. Dieser Grundannahme kann man ohne großen Vorbehalt zustimmen. Die Frage sollte hier jedoch lauten: Nach welcher Strategie bzw. Philosophie wird ein Unternehmen erfolgreich geführt?

Das heutige Wirtschaftsleben ist durch komplexe Problemsituationen gekennzeichnet. Die Anforderungen, die an das Management von Unternehmen gestellt werden, können nicht mehr nur auf die harten Führungsfaktoren ausgerichtet werden. Der richtige Umgang mit den Mitarbeitern und die Beziehungen zur Unternehmensumwelt spielen hierbei eine wichtige Rolle (vgl. Bleicher 2004, S.25f. & Seghezzi 1997, S.5).

Die vorliegende Arbeit betrachtet die ganzheitliche Unternehmensführung als eine Alternative vieler Führungsstile. Es werden die wesentlichen Aspekte der ganzheitlichen Unternehmensführung herausgestellt. Die Anwendungsmöglichkeit dieses Konzeptes soll an einem Beispiel im Unternehmen Krankenhaus dargestellt werden. Krankenhäuser befinden sich in großen wirtschaftlichen Umbrüchen. Daneben hat sich aber auch ein Paradigmenwechsel in der Behandlung von Patienten vollzogen. In der heutigen Versorgung von Patienten ist der Begriff der Ganzheitlichkeit nicht mehr wegzudenken. Er steht synonym für eine Patientenbetrachtung aller Dimensionen. Der Mensch wird als bio-psycho-soziale Einheit und Individuum wahrgenommen, welches stets in Interaktion mit seiner Umwelt steht (vgl. Hollitscher 1969). Diese veränderte Sichtweise hatt Auswirkungen auf das Management im Krankenhaus.

Betrachtet man Unternehmen so stellt man fest, dass sie in ihrer Struktur sehr komplex sind. Große Unternehmen wie Krankenhäuser sind vielschichtige Einrichtungen die traditionell gewachsen sind. Viele Subsysteme müssen durch das Management geführt und gelenkt werden. Schnittstellenprobleme und Informationsasymmetrien sind hierbei die größten Herausforderungen.

Diese Arbeit soll ein Beitrag dazu leisten, mögliche Chancen durch den Einsatz der ganzheitlichen Unternehmensführung aufzuzeigen. Es soll geprüft werden, ob diese Führungsrichtung eine Antwort auf die heutigen Herausforderungen die an ein Unternehmen gestellt werden geben kann.

2. Einführung und Grundlagen der Unternehmensführung

Die ganzheitliche Sichtweise in der heutigen Unternehmensführung ist in modernen Unternehmen allgegenwärtig. So haben neben den patriachaische Führungsprinzipien moderne Management-Ansätze diese Sichtweise aufgegriffen. Die Kernfunktionen der Unternehmensführung, die im Folgenden dargestellt werden, bestehen jedoch in ihren Grundzügen weiter.

Der Stakeholder-Ansatz als eine Methode stellt hier einen Brückenschlag zwischen traditionellen und modernen Management-Ansätzen dar. Die ganzheitliche Betrachtung aller Unternehmensbezugsgruppen als Kernpunkt dieses Ansatzes ist im weiteren Verlauf der Bearbeitung von besonderem Interesse. Der hier hergestellte Bezug zwischen Stakeholder-Ansatz und ganzheitliche Unternehmensführung soll nicht dem Anspruch einer wissenschaftlichen Expertise folgen, sondern vielmehr eine weitere Perspektive aufzeigen, in welchem Kontext die ganzheitliche Unternehmensführung auch betrachtet werden kann.

2.1. Kernaufgaben

Der Begriff der Unternehmensführung wird i.d.R. mit dem des Managements synonym verwand. Das Management einer Unternehmung steuert dieses durch strategische und operative Entscheidungen. Übersetzt man diese Funktionen, so entscheidet das Management über den Einsatz finanzieller und personeller Ressourcen die zur Produktion von Gütern bzw. Dienstleistungen und deren Absatz eingesetzt werden (vgl. Steinmann & Schreyögg 2000, S.5ff). Unternehmensführung ist weiter die Fähigkeit, Mitarbeiter so zu steuern, dass sie motiviert an der Erfüllung von gewünschten Zielen mitarbeiten. Diese knappen Funktionsbeschreibungen zeigen, es bedarf für die Aufgabe der Unternehmensführung eine Person oder einen Personenkreises mit vielfältigen Fähigkeiten (vgl. Robbins 2001, S.369f.). Im Folgenden werden die wesentlichen Funktionen der Unternehmensführung vorgestellt.

2.2. Funktionen

Die entscheidenden Funktionen der Unternehmensführung unterteilen sich in Planung, Organisation, Führung, Kontrolle und Controlling (vgl. Robbins 2001, S.20).

Die **Planung** als Führungsinstrument versucht das heutige Handeln in einen zukünftigen Zeithorizont zu transformieren. Unter bestimmten Zielparametern werden Entscheidungen getroffen deren Wirkungen in ihrer Gänze zum Entscheidungszeitpunkt nur schwer abschätzbar sind. Dieser Vorgang durchläuft mehrere Prozessschritte: die Ziel- bzw. Problemformulierung, Maßnahmenformulierung, Alternativensuche, Bewertung und die eigentliche Entscheidung. Jede unternehmerische Entscheidung ist mit einem Restrisiko behaftet. Ein Ausweichplan kann hier bei Fehlentwicklungen von Entscheidungen mögliche Risiken minimieren (vgl. Carl & Kiesel (2002), S.21).

Die **Organisation** als Funktion verinnerlicht die Modellierung des Unternehmens. Die Schwierigkeit liegt darin, die Mehrheit der Mitarbeiter eines Unternehmens in ihrem Handeln den übergeordneten Zielen entsprechend auszurichten (vgl. Frese 2005, S.6). Leistungen des Unternehmens, werden arbeitsteilig erbracht. Diese Einzelprozesse gilt es zu koordinieren. Weiter sind alle Subsysteme in einer Unternehmung mit der Unternehmensumwelt so zu verknüpfen, dass nur wenige Reibungen entstehen. So unterliegen der Einkauf von Produktionsmittel, die adäquate Personalbeschaffung und der Absatz der Produkte und Leistungen den Schwankungen des Marktes. Hier gilt es die Umwelt zu analysieren um die Unternehmung nach dem eigenen Zielsystem durch eine Aufbau- und Ablauforganisation zu organisieren (vgl. Amann 1995, S.27ff).

Die **Führung** eines Unternehmens bezieht sich auf die Anleitung und Koordinierung der Mitarbeiter. Die Mitarbeiterführung unterscheidet sich kaum von der operativen Sichtweise der Unternehmensführung. Es wird der optimale Einsatz aller Produktionsmittel so auch der Arbeitskräfte angestrebt. Der Mensch soll möglichst seine maximale Leistung erbringen. Hierbei spielen Führungsstil und Mitarbeitermotivation eine entscheidende Rolle (vgl. Carl & Kiesel 2002, S.162f).

In der Funktion des **Kontrollierens** muss das Management die Zieldefinitionen mit der Zielerreichung vergleichen. Es werden Aussagen zum Unternehmenserfolg getroffen. Weichen die tatsächlichen Daten von den erwarteten ab muss im Unternehmen nachjustiert werden (vgl. Robbins 2001, S.20f.).

Controlling wird fälschlicher Weise oft mit der Eigenschaft des Kontrollierens gleichgesetzt. Der Controlling-Prozess geht jedoch viel weiter. Es werden hier Ziele festgelegt, die die Unternehmensplanung und Steuerung beeinflussen. Führungskräfte müssen Controlling als Funktion wahrnehmen, d.h. sie müssen die Instrumente zumindest kennen, um auf Grundlage der gewonnenen Ergebnisse Entscheidungen zu treffen. Es werden zwei Formen angewandt, das operative und das strategische Controlling. Beim operativen Controlling sind alle Maßnahmen auf Zielgrößen z.B. Liquidität, Gewinn und Unternehmensstabilität ausgerichtet.

Das strategische Controlling richtet seine Tätigkeit auf bestehende und zukünftige Erfolgspotenziale (vgl. Steinle 1999, S.20-25 & Mann 1995, S.21). „Controlling ist die Summe aller Massnahmen, die dazu dienen die Führungsbereiche Planung, Kontrolle, Organisation, Personalführung und Information so zu koordinieren, dass die Unternehmensziele optimal erreicht werden." (www.wirtschaftslexikon24.net)

2.3. Der Stakeholder-Ansatz unter dem Aspekt der Ganzheitlichen Betrachtung aller Unternehmensbezugsgruppen

Beim Stakeholder-Ansatz geht man davon aus, dass sich die Unternehmensführung an den Interessen aller am und im Unternehmen Beteiligten orientiert. Die Unternehmensziele werden in Abhängigkeit der einzelnen Anspruchsgruppen formuliert und umgesetzt. Die Stakholder als Anspruchsgruppen die mit dem Unternehmen in Verbindung stehen unterteilen sich in interne (z.B. Mitarbeiter) und externe (z.B. Kunden, Finanziers) Akteure (vgl. Steinmann & Schreyögg 2000, S.75f.). Diesem Ansatz kann eine ganzheitliche Sichtweise zu Gunde gelegt werden. Im Gegensatz zum Shareholder-Ansatz – der die Interessen einer Anspruchsgruppe in den Mittelpunkt der Unternehmensausrichtung stellt – orientiert sich dieser gleichberechtigt. „Diese Aussage beruht auf der Überlegung, dass alle Gruppen für die Existenz und das Handeln eines Unternehmens notwendig sind und daher auch legitimiert sind, die Ziele des Unternehmens zu beeinflussen." (Janisch 1993 zit. in Hungberg 2006, S.29) Die folgende Abbildung zeigt die Beziehungen zwischen dem Unternehmen und aller Interessengruppen (vgl. Steinmann & Schreyögg 2000, S.75). Hier wird deutlich, dass alle Akteure beachtet werden, die die Unternehmensumwelt tangieren. Die singuläre Ausrichtung steht hier im Abseits, alle Beteiligten werden in der unternehmerischen Ausrichtung und Führung als Orientierungspunkte bewusst wahrgenommen und anerkannt.

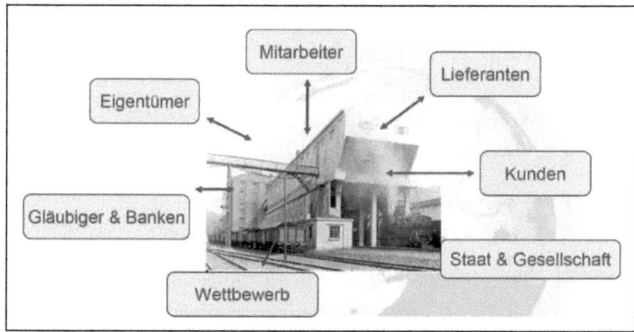

Abb. 1: Bezugsgruppen des Unternehmens im Stakeholder-Ansatz

3. Die Ganzheitliche Unternehmensführung

Wie können Unternehmen erfolgreich geführt werden? Müssen Unternehmen als komplexe Systeme, um erfolgreich zu sein, überhaupt geführt werden? Schaut man in den Entstehungsraum der Menschen - dem Ökosystem - so hat man heute verstanden, dass dieses komplexe und dynamische System mit weniger menschlicher Führung erfolgreicher ist. Hier raus den Schluss zu ziehen, Unternehmen mit einem ähnlichen Eigenverhalten mit geringerer Führung als bisher zu betreiben wäre falsch. Sinnvoll wären jedoch, die Grundeigenschaften und die Eigendynamik die in einem Unternehmen gewachsen und essentieller Bestandteil sind bewusster wahrzunehmen und zu nutzen (vgl. Ulrich & Probst 1995, S.265).

Das unternehmerische Denken und Handeln des Managements prägt entscheidend die Führung von Mitarbeitern und Unternehmen. Die Anforderungen die an eine Führungsperson gestellt werden sind sehr komplex und durch Abhängigkeiten geprägt. Die freie, intuitive Entscheidung ist oft eingeschränkt. Einen Lösungsansatz nach bestehender Literaturlage stellt die ganzheitliche Unternehmensführung dar. Die nachfolgenden Beschreibungen sollen diese Begrifflichkeit konkretisieren, um somit mehr Handhabbarkeit zu erzeugen (vgl. Ulrich & Probst 1995, S.19f.).

3.1. Veränderungen der Unternehmensumwelt

Die heutige Welt wird durch die Globalisierung neu gestaltet, Ländergrenzen verschwimmen zunehmend. Der Wirtschaftsmarkt erhält durch diese Öffnung eine andere Dimension. Für die Menschen in hoch entwickelten Industrieländern werden Güter immer preiswerter. Für ärmere Länder ergeben sich nun Chancen an diesem Markt zu partizipieren (vgl. www.bpb.de). Diese rasante Entwicklung des Marktes, bessere Produkte und Dienstleistungen billiger und schneller anzubieten birgt jedoch auch Probleme: Umsatzrückgang, Steigende Personalkosten, hoher Krankenstand und Fluktuation von Fachkräften. Verschärft wird diese Situation durch den demographischen Wandel. Zukünftig werden nicht nur weniger Fachleute für Unternehmen zur Verfügung stehen, die bestehende Belegschaft wird auch immer älter, was neue Anforderungen an das Management stellt (vgl. Behr et al. 2005, S.11-14). Die Herausforderung für das Management ist hier die Entwicklung neuer Managementstrategien. Oftmals werden operative Schritte wie das Outsourcing (Auslagerung ehemals eigener Leistungsbereiche an einen externen Dritten) oder Offshoring (Verlagerung unternehmerischer Funktionen und Prozesse ins Ausland) betrieben, ganze Produktionsbereiche werden in kostengünstigere Regionen verlagert (vgl. Horchler 1996, S.5

& Bacher 2000, S.65). Die aktuelle „Heuschreckendiskussion" spiegelt diese Realitäten zum Teil (vgl. www.zeit.de 2005).

Nicht alle Unternehmen setzen die oben genannten Alternativen ein, ihre strategische Ausrichtung stellt zunehmend folgende Punkte in den Mittelpunkt: Konzentration auf die eigentlichen Kernkompetenzen, des Humanpotenzials der vorhandenen Mitarbeiter nutzen, Innovation fördern, Kommunikation erhöhen, Arbeitsabläufe optimieren, Marketing verbessern, Kundenbindung erhöhen, gesellschaftliche Akzeptanz erreichen und die Ausrichtung auf legitimierte Qualitätsstandards (vgl. Krüger 1997, S.25f).

Die ganzheitliche Unternehmensführung kann eine mögliche Antwort auf die komplexe und sich stetig verändernde Welt geben, da sie Veränderungen, Interessen und Bedürfnisse aller in und an der Unternehmensumwelt Beteiligten wahrnimmt (vgl. Ulrich & Probst 1995, S.11f.).

3.2. Definitionsversuche

Nach Probst und Gomez: „Um im Spannungsfeld von wirtschaftlichem Erfolg, Umweltverträglichkeit und sozialer Verantwortung wirkungsvolle Entscheide treffen zu können und Erfolg zu haben, müssen wir die Einflussfaktoren in ihren gegenseitigen Abhängigkeiten erfassen." (Probst & Gomez 1991, S.1) In der heutigen „Führungsdiskussion" findet ein Managementinstrument viel Beachtung, das vernetzte Denken. Die ganzheitliche Unternehmensführung basiert auf einem derart integrativen und komplexen Denken. Viele Einflussfaktoren werden berücksichtigt wodurch gegenüber einer traditionellen Führung Isolierungen und Zersplitterungen im Führungsvorgang aufgehoben werden. Es ist somit ein umfassendes, generalistisch-orientiertes Denken und Handeln. Aus dem Systemtheoretischen Blickwinkel betrachtet wird hier nicht auf das System eingewirkt, es wird mit dem System gearbeitet (vgl. Ulrich & Probst 1988 und Gomez & Probst 1987 zit. in Probst & Gomez 1991, S.5).

Nach Seghezzi: Die Unternehmensführung ist kein singuläres Konstrukt, es muss vielmehr als ein System begriffen werden. Das klassische Führungssystem ist in die Subsysteme Zielfindungs-, Planungs- und Kontrollsystem, Wertmanagementsystem (Rechnungswesen und Rechnungslegung), Personalmanagement- und Informationssystem gegliedert. Mit zunehmender Unternehmensgröße werden die eingesetzten Führungsinstrumente komplexer und können so für das Unternehmen zur Gefahr werden. Das System kann unübersichtlich und dadurch schwieriger zu handhaben sein. Die Lösung hierbei liegt in der Aufsplittung von Teilführungssystemen. Hierdurch wächst das Problem auftretende Schnittstellen nicht steuern zu können bzw. die Ganzheitlichkeit zu verlieren. Es gilt die logische Führungszerteilung in Form von kompatiblen Einzelkonzepten miteinander zu verschmelzen (vgl. Seghezzi 1997, S.11).

SHEGHEZZI fasst dies wie folgt zusammen: „Je größer und komplexer ein Unternehmen ist, desto mehr ist es notwendig, die Komplexität der Führung durch Aufsplittung der Teilführungssysteme zu reduzieren und gleichzeitig diese Teilführungssysteme zu einem ganzheitlichen Führungssystem zusammenzufassen, das in seiner umfassenden Ganzheitlichkeit die Komplexität nicht reduziert, sondern ihr Rechnung trägt und sie in Wettbewerbsvorteile ummünzt." (Seghezzi 1997 , S.10)

Nach Ulrich und Probst: Ganzheitliche Unternehmensführung als Methode basiert auch in dieser Betrachtung auf dem ganzheitlichen Denken der Institution Unternehmensführung. Dieses kann jedoch nach den Autoren ULRICH und PROBST nicht definiert, sonder muss um dies zu verstehen beschrieben werden (vgl. Ulrich & Probst 1995, S.11). Hierfür werden nachfolgend die wesentlichen Aspekte der Unternehmensführung, die sich aus einer ganzheitlichen Sichtweise ergeben, beschrieben.

3.3.   Führungsfunktionen aus ganzheitlicher Perspektive

3.3.1.   Führung als Komplexitätsbewältigung

Der Eingriff in das dynamische System eines Unternehmens durch Steuerungsaktivitäten kann die Komplexität reduzieren oder erhöhen. Im Fall der Komplexitätsreduzierung wird der klassische Führungsstil beschritten. Es werden die Verhaltensalternativen der Mitarbeiter im Unternehmen so stark reduziert, dass unter hierarchischen und kontrollierbaren Verhaltensweisen der Führung bestimmte Zielvorgaben rational erreicht werden können. Mitarbeiter werden durch klare Entscheidungen, Befehle und Kontrolle geführt. Die Gefahr die hier für das Unternehmen entstehen kann, liegt in der Dynamik der Unternehmensumwelt.

Durch zu starre Dienstwege und Anweisungen bzw. eine starke Standardisierung kann die Flexibilität eines Unternehmens so stark reduziert werden, dass auf Veränderungen nur spät, unzureichend oder gar nicht reagiert werden kann (vgl. Gomet & Probst 1997, S.15f.). Diese Überregulierung wird dann kontraproduktiv und zwingt das Management zu „Ad-hoc-Entscheidungen" ohne unternehmerischen Benefit. Hier muss die Führung rechtzeitig eingreifen und Handlungsalternativen zulassen, d.h. die Verhaltenskomplexität erhöhen. Langfristige Detailregelungen müssen aufgehoben werden, um Freiräume für ein Veränderungsverhalten zu schaffen.

Zusammenfassend heißt dies für das Management, dieses Wechselspiel (Komplexitäts-Management: Verhältnis zwischen Veränderlichkeit der Umwelt und der eigenen Verhaltensvarietät) aus komplexitätserhöhender- und vermindern der Führungsentscheidungen ohne Extremausrichtungen zu beherrschen (vgl. Ulrich & Probst 1995, S.265-270).

3.3.2. Führung als Gestalten, Lenken und Entwickeln

Mit der **Gestaltungsfunktion** wird nicht die operationale Funktion beschrieben, ein Unternehmen zu konstruieren. Gestalten bedeutet eher, ein gedankliches Unternehmensmodell mit den angestrebten Unternehmenseigenschaften zu entwerfen. Die Schwierigkeit hierbei ist wiederum die hohe Komplexität der Systeme (Unternehmen) und ihrer Umwelt. Die Kunst liegt in dem Entwurf einer Ordnung, in der die Menschen (Mitarbeiter) als eigenständige Systeme mit hoher Verhaltensvarietät berücksichtigt werden. Ein wesentliches Ziel der Gestaltung eines Unternehmens ist die Eigenschaft der Lenkfähigkeit. Diese Flexibilität ist notwendig, um kurzfristigen Umweltveränderungen entsprechen zu können (vgl. Ulrich & Probst 1995, S.270ff.).

Die **Unternehmenslenkung** erfüllt die Adaption bzw. Reaktion auf Umweltveränderungen. Durch konkrete Handlungen werden die Unternehmensaktivitäten (Mitarbeiter) in Richtung der Unternehmenszwecke gelenkt. Hier ist zu betonen, dass nicht der Vorgesetzte den Mitarbeiter lenkt. Arbeitsprozesse übernehmen diese Funktion und „entpersonifizieren" die Leitungsfunktion. Behandlungspfade (Clinical Pathways) stellen solche Strukturen dar, in denen der Leistungsablauf klar definiert und für jeden Einzelnen Leistungserbringer im Versorgungsprozess nachvollziehbar ist (vgl. Seyfarth et al. 2002, S.20). Auch hier wird der Unternehmenskomplexität Rechnung getragen. Die heutige hochgradige Arbeitsteilung und Spezialisierung der Arbeitskräfte die notwendig ist, um Unternehmensziele zu erreichen, stellt ein solches Lenkungssystem dar, welches die Handlungen bestimmt und überwacht (vgl. Ulrich & Probst 1995, S.272ff.).

Die **Unternehmensentwicklung** basiert auf dem Grundzweck eines Unternehmens. Es ist als soziales System nicht zum Selbstzweck tätig, sondern zielt auch auf die Erfüllung gesellschaftlicher Ziele ab (vgl. Wolf 2005, S.326). Die Entwicklung als Managementfunktion ist demnach auf die Förderung der Lernfähigkeit des Unternehmens ausgerichtet. Es geht im Wesentlichen darum, nach der Best Practice (Benchmarking) zu streben (vgl. Carl & Kiesel 2002, S.344ff.). Der kurze Betrachtungszeitraum zielt auf die

Vermeidung von Fehlern und die Steigerung der Effizienz und Effektivität ab. Langfristig geht es um die Förderung der Innovationsfähigkeit, der Anpassung an neue Anforderungen und das Realisieren neuer Ziele und Verhaltensweisen (vgl. Ulrich & Probst 1995, S.274). Die Fähigkeit eines Unternehmens sich mit den Folgen der Globalisierung (gravierender Marktveränderungen) konstruktiv auseinanderzusetzen, stellt den Unternehmen ein Zeugnis über deren Lernfähigkeit und somit über die Unternehmensentwicklungsfähigkeit - geschaffen durch das Management - aus. Die Hauptfunktion liegt darin, die Fähigkeit der Selbstentwicklung der Unternehmung mit seinen Mitarbeitern zu fördern (z.b. neue Produkte, Leistungen und Kno-how Zuwachs). Das Unternehmen als „lernende Organisation" stellt hier das Idealbild dar (vgl. Berthel & Becker 2003, S. 263).

Die beschriebenen Führungsfunktionen sind nicht voneinander abzugrenzen. Jede Führungskraft übt alle drei Funktionen in unterschiedlicher Dimension aus (s. Abb. 2).

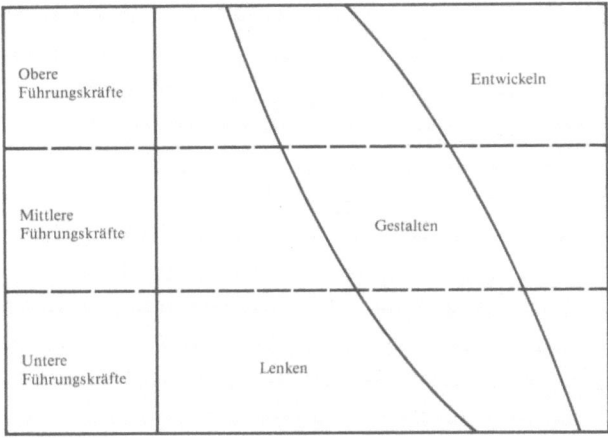

Abb.2: Führungsfunktion und Führungsstufen in Abhängigkeit der hierarchischen Stufen (Ulrich & Probst 1995, S.277).

3.3.3. Führung auf operativer, strategischer und normativer Ebene

Die **operative Führung** ist auf das Bestimmen, Entscheiden und Kontrollieren aller im Unternehmen laufenden Aktivitäten gerichtet. Zusammenfassend ist es die unmittelbare kurzfristige Lenkung des Unternehmens. Das strategische Management soll in seiner Funktionsausrichtung mögliche Erfolgspotenziale und strukturelle Liquidität generieren (vgl. Amann 1995, S.153). Alle Führungshandlungen richten sich direkt an den Unternehmenszielen aus. Das Management verfolgt mit dem geplanten Einsatz aller

Ressourcen (Produktionsmittel, Mitarbeiter) die höchstmögliche Effizienz der Leistungserstellung (vgl. Ulrich & Probst 1995, S.276f.).

Die **strategische Führung**, welche aus dem militärischen Kontext in die Unternehmensführung übernommen wurde, richtet die eigene Strategie auf längere Sicht aus. Hier besteht wiederum die Schwierigkeit der Prospektivität, d.h. alles Handeln muss im Kontext zukünftiger Szenarien (z.B. Umweltveränderungen) betrachtet werden. Als wesentliche Funktion in der ganzheitlichen Betrachtungsweise, müssen hier die Funktionen des Gestaltens und Entwickelns als strategische Instrumente (s. 3.3.2) dazu beitragen, Vorraussetzungen zu schaffen, dass die operative Führung störungsfrei, effizient und effektiv verlaufen kann (vgl. Ulrich & Probst 1995, S.277f.). Das ganze Bestreben ist auf die Entwicklung (Innovation) abgestellt. Durch neue Fähigkeiten können gegenüber anderen Wettbewerbern Vorteile erzielt werden, die zur Unternehmenssicherheit beitragen (vgl. Bleicher 2004, S.81f.).

Die **normative Führung** legt sehr vereinfacht die Unternehmensmoral fest. Ein Unternehmen besteht nicht nur zum reinen Selbstzweck, auch gesamtgesellschaftliche Ziele werden verfolgt (vgl. Carl & Kiesel 2002, S.75-77). Wie ein Unternehmen von der Umwelt und seinen Mitarbeitern wahrgenommen wird ist neben Zielen der Gewinnorientierung ebenso wichtig. Die Führung richtet sich nach Werten und Normen aus dem gesellschaftlichen Kontext der Führungspersönlichkeit und wird in die Unternehmenskultur transferiert. Das Ziel in der ganzheitlichen Betrachtung ist auf eine „Harmonisierung" der vielen Individuen eines Unternehmens und seiner Umwelt gerichtet. Das muss jedoch nicht heißen, dass diese eine Sichtweise homogene Normen und Werte abbildet. Aus diesem Grund ist eine Konsensbildung notwendig. Durch sie wird das Wertesystem eines Unternehmens begründet, welches als Spiegelbild über Erfolg oder Misserfolg in der Unternehmensumwelt entscheiden kann (vgl. Ulrich & Probst 1995, S.283).

Die hier beschriebenen Führungsfunktionen sind analog zu den Funktionen des Gestaltens, Lenkens und Entwickelns (s. 3.3.2.) nicht voneinander abzugrenzen. Jede Führungskraft übt auch hier alle drei Funktionen in unterschiedlichen Dimensionen aus (s. Abb. 3).

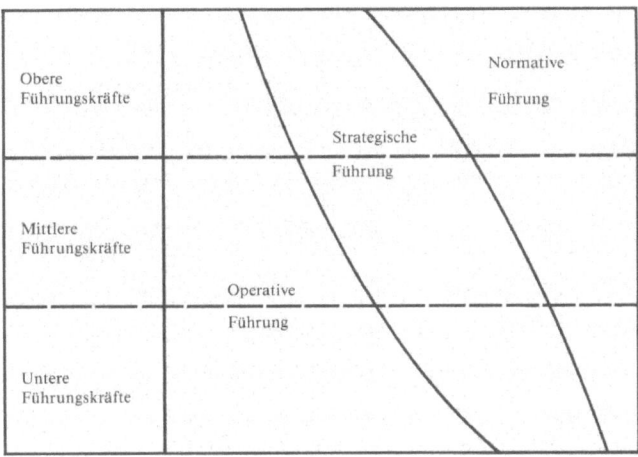

Obere Führungskräfte			Normative Führung
Mittlere Führungskräfte		Strategische Führung	
	Operative Führung		
Untere Führungskräfte			

Abb.3: Verteilung operativer, strategischer und normativer Führungsaufgaben in Abhängigkeit der hierarchischen Stufen (Ulrich & Probst 1995, S.283).

3.3.4. Führung als Management der Umweltbeziehungen

Die ganzheitliche Betrachtungsweise verortet ein Unternehmen in einer wechselseitigen Beziehungswelt (vgl. Carl & Kiesel 2002, S.29f.). Der Umgang der Führung mit dieser gegenseitigen Beeinflussung als aktiven Prozess zwischen Umwelt, System und Unternehmen wird im Folgenden aufgezeigt. Die Gesellschaft bildet das umfassende System ab, in welches ein Unternehmen eingebunden ist. Die Gesellschaft in Industrienationen wie Deutschland gliedert sich wiederum in drei Systeme:

- Das **Moralsystem** ist das höchste Wertesystem einer Gesellschaft. Hier werden die maßgeblichen Werte und Verhaltensnormen einer Gesellschaft ausgebildet.
- Das **Wirtschaftssystem** regelt die Aktivitäten für all seine Mitglieder, die auf die Produktion, Verteilung und Verwendung materieller Güter gerichtet sind.
- Das **Politiksystem** regelt die Verhaltensnormen, die durch die Staatsgewalt erzwungen bzw. verboten werden sollen. Es werden Rechtsnormen des Verhaltens in einer Gesellschaft festgelegt.

Die ganzheitliche Unternehmensführung muss sich mit allen drei Subsystemen arrangieren. Es muss eine Außenpolitik betreiben, die Rücksicht auf alle Wesensmerkmale dieser demokratischen Grundordnung nimmt. Die gesellschaftlich anerkannten Normen und Werte müssen sich in der Unternehmenskultur wiederfinden lassen. Das Unternehmen wird demnach nicht nur durch interne Lenkungsprozesse sondern auch durch diese Wertvorstellung in seinem Wirken beeinflusst und gelenkt (vgl. Ulrich & Probst 1995, S.283-289).

3.3.5. Führung als System von Problemlösungsprozessen

Der statisch-analytische Führungsstil lässt sich als Steuerung des Dienstweges beschreiben. Dieses antiquierte Führungsverhalten war primär damit beschäftigt, Abweichungen von der Top-Down Delegation (Macht und Autorität des „Chefs") zu verhindern (vgl. Amann 1995, S.32). Die unmittelbare Unternehmenssteuerung war die entscheidende Führungsaufgabe. Für die heutige komplexe Welt ist dieses eindimensionale Vorgehen unzureichend. „Dieses Bild offener Steuerketten mit dauerhaft gleich bleibender Aufgabenverteilung stellt geradezu das Gegenstück zu einer ganzheitlichen Vorstellung der Lenkung eines dynamischen und komplexen Systems dar." (Ulrich & Probst 1995, S.289) Die heutige dynamische Welt fordert auch eine dynamische Sicht des Führungsverhaltens. Als Gegenstück zur Top-down-Delegation zielt die Bottom-up-Methode, durch die Einbeziehung der Mitarbeiter in die Entscheidungsprozesse, auf deren Motivation ab (vgl. Amann 1995, S.33). Hier kommt der Lenkungsgedanke in der ganzheitlichen Betrachtung der Unternehmensführung wieder zum tragen (s. 3.3.2). Die Führung muss weniger steuernd eingreifen, da durch die wachsende Eigeninitiative der Mitarbeiter Lösungsangebote für Probleme generiert werden können. Dieser Vorgang kann als Problemlösungsprozess definiert werden.

Die Führung ist mit komplexen, sich wandelnden und immer wieder neuen Problemen bzw. Anforderungen konfrontiert. Es gilt sich diesen Situationen zu stellen und mit logischen Bewältigungsstrategien zu agieren. Hier geht es um die situationsgerechte Anwendung von Führungsaktivitäten in Problemlagen. Aus der wirtschaftlichen Perspektive sollten daher komplexe Probleme auch mit komplexen Strategien und singuläre Probleme mit einfachen Problemlösungsmethoden bearbeitet werden. Eine Patentlösung gibt es jedoch nicht. Die ganzheitliche Betrachtungsweise integriert in den Problemlösungsprozess verschiedene Dimensionen die im Folgenden beschrieben werden (vgl. Ulrich & Probst 1995, S.289-295).

Die **hierarchische Integration** als erste Dimension verknüpft unterschiedlich hierarchische Führungsprozesse. Es werden essentielle Entscheidungen, als „roten Faden" durch das gesamte Unternehmen gezogen. Zwei wesentliche Bedingungen sind an diese Vorgehensweise geknüpft. Die Mitarbeiter sind in solch große Entscheidungen einzuweihen und mitzunehmen. Als zweites muss die „Durchgängigkeit" der Führung kommuniziert werden, da sonst die Gefahr besteht, dass aktuelle Entscheidungen bei Führungs- bzw. Stabsstellen verbleiben, die Unternehmenstätigkeiten jedoch nach alter Manier weiterlaufen.

Die zweite Dimension ist die **sachliche Integration**. Große Entscheidungen müssen Unternehmensprozessen angepasst werden. Konkrete Maßnahmen müssen umgesetzt und aufeinander abgestimmt werden.

Die letzte Dimension bezieht sich auf den zeitlichen Verlauf der Entscheidung bis zu deren Umsetzung und Wirkung. Die **zeitliche Integration** muss im einzelnen Problemlösungsprozess berücksichtigt werden, gemäß dem Motto „Gut Ding muss Weile haben". Falsch wäre, eine Entscheidung und deren Wirkung in einem zu kurzen Zeithorizont zu betrachten. Dann muss das Ergebnis enttäuschen, da die erwünschten Zielparameter nicht erreicht werden können. Hier besteht die Gefahr, dass sich die Führung aufgrund dieser negativen Verzögerungserfahrungen gegen ein flexibles Handeln stellt und das Unternehmen somit starr und angreifbar gegenüber Veränderungen wird.

3.4.   Der Problemlösungsprozess

Auf die oben genannten Dimensionen baut der Problemlösungsprozess als entscheidendes Instrumentarium der ganzheitlichen Unternehmensführung auf. „Problemlösen bedeutet letztlich immer, in eine Problemsituation gestaltend einzugreifen." (Gomez & Probst 1997, S.168) Die schnelle und nachhaltige Reaktion auf Probleme zeichnet demnach ein gutes Management aus. Es gibt unterschiedliche Herangehensweisen mit Problemen umzugehen. Die Problemerkenntnis und –analyse sind jedoch übergeordnete Handlungsschwerpunkte, um konstruktive Unternehmensentscheidungen aus Problemlagen ableiten zu können. Das Hauptsymptom eines Problems ist, dass gesetzte Ziele nicht ohne ein Abweichen des ursprünglich geplanten Vorgehens erreicht werden. Diese Erkenntnis ist ein erster und entscheidender Schritt für die Abfolge weiterer Problemlösungsschritte (vgl. Macharzina 1999, S.308). Grundsätzlich hat nicht die Führungsperson das Postulat darauf Probleme lösen zu können. Jeder Mensch löst im Rahmen seiner Umwelt täglich Probleme. Nur die Herangehensweisen zeichnen sich unterschiedlich ab. Im alltäglichen Leben werden nicht alle Situationen denen man mit Handlungsalternativen begegnet als Problem in die Abfolge von Problemlösungsprozessen eingeordnet. Die unternehmerische Herangehensweise unterscheidet sich im bewussten Umgang mit Grenzsituationen, die weniger durch ein „Bauchgefühl" mehr durch stringentes Handeln und vernetztes Denken angegangen werden. ULRICH & PROBST (1995) beschreiben dieses Vorgehen sehr bildhaft und nachvollziehbar.

In dieser Arbeit sollen diese fünf Schritte des Problemlösungsprozesses dargestellt und als Handlungsoption angeboten werden.

3.4.1. Problematisieren

Der erste Schritt versucht das Problem mit all seinen Dimensionen zu erfassen. Es werden die Ziele beschrieben, die ein Unternehmen durch seine Handlungen verfolgt. Störungen im Produktionsprozess werden erst zum Problem, wenn definierte Ergebnisqualitäten nicht erreicht werden (vgl. Ulrich & Probst 1995, S.117f.). Es gilt also die Wertschöpfungskette in seinen Teilaspekten zu definieren, um Abweichungen entdecken und Interventionen starten zu können. Hierbei geht es nicht darum, einzelne Zielparameter bzw. Produktionszyklen isoliert zu betrachten, in welchem Kontext (Interdependenzen) sie stehen ist von Bedeutung (vgl. Macharzina 1999, S.223). Das Prinzip muss demnach lauten: „Ich kann nur wissen was ich nicht will und gegensteuern, wenn ich weiß was ich will und welche Zusammenhänge meine Ziele beeinflussen."

Wurde eine Ist-Soll Abweichung zwischen den definierten Zielen und dem Weg der Zielerreichung festgestellt, gilt es zu handeln. Nun sind die Ursachen zu bewerten, um alternative Handlungen entwerfen zu können. Die ganzheitliche Sichtweise berücksichtigt hierbei alle Interessengruppen (Analogie zum Stakeholder Ansatz) die in diesem Problembereich wirken. Ziel ist die Sammlung von Problemsichtweisen durch eine multipersonelle Betrachtung aller Einflussfaktoren (Netzwerk aller Zusammenhänge), um im Anschluss eine bessere Alternativauswahl der weiteren Vorgehensweise vornehmen zu können. (vgl. Ulrich & Probst 1995, S.117f.).

3.4.2. Analysieren

Das im ersten Schritt gebildete Netzwerk aller Zusammenhänge zwischen den einzelnen Unternehmens- bzw. Problem - Produktionsfaktoren wird im folgenden Schritt näher analysiert. Die Wirkungsverläufe der problemrelevanten Faktoren stehen dafür im Mittelpunkt. Es sind die einzelnen Faktoren auf die Richtung ihre Interdependenzen hin zu untersuchen. Die Formel, z.B. Gewinn = Umsatz – Kosten zeigt eine klare Ausrichtung, die positiv aber auch negativ im Falle von Gewinnverlusten ausfallen kann. Sind die einzelnen Zusammenhänge, die weit über diese einfache Gewinnperspektive hinausgehen mit einem positiven oder negativen Attribut besetzt, kann mittels einer Wirkungsbeziehungsmatrix das Problem eingekreist werden. Nun können zukünftige Vorgehensweisen zeitlich (kurz-, mittel und langfristig) geplant werden.

3.4.3. Simulieren

Die Simulation als dritter Schritt ist durch zwei Funktionen gekennzeichnet. Die Erste versucht die bestehende Situation in ihrer Entwicklungstendenz zu erfassen. Alle Abläufe auf der Welt, so auch in Unternehmen zeichnen sich durch Eigendynamiken auch ohne das Eingreifen von Außen aus. Um in diesem dynamischen Prozess Problemlösungen anbieten zu können, muss der Status Quo der Problemsituation definiert werden. Darauf aufbauend gilt es Szenarien zu entwerfen, die die Unternehmenszukunft abbilden, wie sie ohne ein Eingreifen durch die Unternehmensführung aussehen würde. „Es ist wichtig, dass wir in diesem Schritt nicht schon unsere eigenen Handlungsmöglichkeiten ins Spiel bringen, denn wir möchten ja gerade wissen, welches die zukünftigen Rahmenbedingungen sein könnten, damit wir sie bei der Planung unserer eigenen Handlungen berücksichtigen können." (Ulrich & Probst 1995, S.161f.)

Die zweite Funktion versucht die grundsätzlichen Eingriffsmöglichkeiten zu definieren mit denen die Problemsituation auch in Zukunft stabilisiert werden kann. Es müssen die beteiligten Kompetenzebenen der Veränderung festgelegt werden. Es werden die Elemente aus dem in der Problematisierungsphase gebildeten Netzwerkes identifiziert, die Veränderungen zulassen. Weiter werden mögliche Wirkungsweisen von Handlungen durchgespielt und bewertet. Das Ziel hierbei liegt in der Vorauswahl relevanter Veränderungsstrategien (vgl. Ulrich & Probst 1995, S.176-192).

3.4.4. Beschlüsse fassen

Aufbauend auf die Analyse- und Simulationsphase werden Veränderungsmaßnahmen und Strategien geplant. Hierbei spielt die Darstellung der konkreten Problemsituation eine entscheidende Rolle. Es gibt für bestimmte Problemtypen methodische Instrumente. Die traditionelle Umwelt- und Unternehmensanalyse stellt ein strategisches Instrument dar, welches eine Gegenwarts- und Zukunftsbeurteilung zulässt. Es werden relevante Umweltstrukturen analysiert und sich abzeichnende Trends beschrieben (vgl. Macharzina 1999, S.220). Weitere Instrumente stellen das Benchmarking und der Denkansatz der Wertschöpfungskette dar.

Allgemein können in der Beschlussphase folgende Punkte als Handlungsanleitung genant werden (vgl. Ulrich & Probst 1995, S. 195-221):

- Grundsätzliche Handlungsalternativen die zur Lösung von Problemlagen beitragen werden definiert.
- Dies bedarf neben einer sachlich-analytischen Vorgehensweise auch der kreativen Suche nach neuen Ideen zur Problemlösung.
- Die Höhe der einzusetzenden Ressourcen wird bestimmt (materiell/ personell).
- Die Zeitdauer für den Veränderungsprozess wird kalkuliert.
- Es werden Kombinationsmöglichkeiten diverser Problemlösungsmethoden bewertet.
- Die Hauptstrategie wird festgelegt.
- Diese Strategie wird in seine einzelnen Dimensionen zergliedert, um punktuell das Vorgehen planen zu können.
- Die neue Strategie ist festgelegt und als Handlungsleitfaden konzipiert.

3.4.5. In Gang setzen

In dieser Phase gilt es das Geplante in die Tat umzusetzen. Um erfolgreich zu agieren bedarf es auch hier bestimmten Hilfsinstrumenten. Wie schon im Vorfeld beschrieben stellen Informationen in Unternehmen einen entscheidenden Erfolgsfaktor dar. Die komplexen Unternehmensstrukturen stoßen jedoch an dieser Stelle oft an ihre Grenzen. Informationsasymmetrien aufgrund vieler Schnittstellen sind die Folge bzw. Ursache einer mangelhaften Unternehmensführung. In Veränderungsprozessen von Problemlagen ist dieses Phänomen von entscheidender Bedeutung. Hier muss ein Kontrollinformationssystem aufgebaut werden. Die Schnittstellen zwischen den einzelnen inneren und äußeren Sektoren können so überbrückt werden. Zeitnahe Informationen im Prozess können so ein Frühwarnsystem abbilden, um rechtzeitigen Fehlentwicklungen entgegenwirken zu können (vgl. Ulrich & Probst 1995, S.227-229).

Problemsituationen können durchaus positive Aspekte abbilden. Es muss sich an Veränderungen der Umwelt angepasst werden, was einem Lernprozess gleichkommt. Hier kann die Unternehmensentwicklung ansetzen, welche die Mitarbeiter darin unterstützt ihr Denken und Handel flexibler und somit veränderungsorientierter zu gestalten. Ein weiterer Aspekt dieser Phase ist die oftmals thematisierte Lenkfähigkeit. Der Veränderungsprozess sollte in ein System eingebunden sein, welches möglichst selbst regulierend ist. Hemmende Faktoren könne, so eliminiert und fördernde verfestigt werden (vgl. Bleicher 2004, S.80-91).

3.4.6. Der Problemlösungsprozess im Überblick

Um diesen komplexen Prozess besser nachvollziehen zu können, folgt eine übersichtliche Darstellung der einzelnen Schritte.

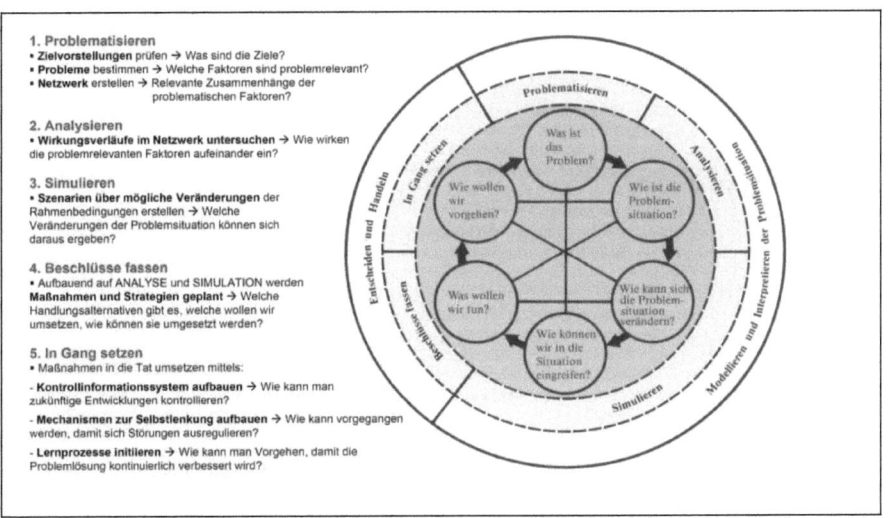

Abb. 4: Problemlösungsprozess im Überblick (vgl. Ulrich & Probst 1995, S.233)

3.5. Gegenüberstellung der traditionellen und ganzheitlichen Unternehmensführung

Wie sich ein Unternehmen in der Gesellschaft darstellt bzw. von ihr wahrgenommen wird ist eng mit der Unternehmensführung verbunden. Galt die TELEKOM AG vor Jahren als ein wirtschaftlich-solides und aus Arbeitnehmersicht sicheres Unternehmen, so gibt es heute unterschiedliche Wahrnehmungen. Die folgende Tabelle soll einen Überblick über grundlegende Unterschiede zwischen dem traditionellen und dem ganzheitlichen Unternehmensbild verdeutlichen.

Das traditionelle Unternehmensbild	Das ganzheitliche Unternehmensbild
Äußere Betrachtung ▪ ausschließlich ein Wirtschaftssubjekt ▪ verhält sich nach Regeln der Marktwirtschaft ▪ agiert in dem Glauben, dass das Wirtschaftssystem von anderen Gesellschaftsbereichen isolierbar, autonom und wertfrei funktionieren kann und sollte	**Äußere Betrachtung** ▪ gesellschaftliche Institution ▪ in ein gesellschaftliches Wertesystem integriert
Innere Betrachtung ▪ arbeitsteiliger Produktionsapparat ▪ Mitarbeiter als Spezialisten einfacher Tätigkeiten ▪ eindimensionales Bild des Menschen als „homo oeconomicus" (Dominanz der materiellen Wertvorstellungen)	**Innere Betrachtung** ▪ mehrdimensionales Bild des Menschen ▪ Doppelnatur als Individuum mit dem Recht der größtmöglichen Selbstbestimmung und Mitglied einer Gemeinschaft ▪ Mitarbeiter ist nicht nur Spezialist seiner Tätigkeit, es findet das ganze Menschenbild Beachtung
Unternehmensführung ▪ der Unternehmer als Führer (Top-down) ▪ Instrumente der Kontrolle und Befehle	**Unternehmensführung** ▪ Gestalten und Lenken ▪ Handlungsfähigkeit im Zeitalter komplexer Veränderungen erhalten ▪ bewusste Abkehr vom traditionellen Führungsbild, das Team steht im Vordergrund (Bottom-up)

Tab.1: Gegenüberstellung des traditionellen ganzheitlichen Unternehmensbild (in Anlehnung an Ulrich & Probst 1995, S.295-300)

4. Realisierungskonzept ganzheitlicher Unternehmensführung –Paradigmenwechsel im Krankenhaus am Beispiel der Klinik für Tumorbiologie Freiburg

Wie kann die ganzheitliche Unternehmensführung als Managementmethode in der Unternehmenswirklichkeit angewandt werden? Im folgenden Beispiel sollen Bezüge aus diesem Führungsansatz in die Welt des Krankenhausmanagements abgeleitet werden.

4.1. Staus Quo und Zukunftstrend im Krankenhaussektor

Der deutsche Krankenhaus-Sektor unterliegt seit Jahren einem Strukturwandel. Mit dem Wegfall des Selbstkostendeckungsprinzips im Jahr 1992 - im Rahmen des Gesundheits-

Strukturgesetzes des Jahres 1993 - begann ein Wandel zu mehr Wettbewerb für die Krankenhäuser. Die Ausgaben im Gesundheitsdienst steigen weiter und der Kostendruck nimmt für die Krankenhäuser rasant zu (vgl. Eichhorn et al. 2003, S. 31f.). Die Schere zwischen Budgetkürzungen und Kostensteigerungen können Krankenhäuser nicht mehr aus ihren Rücklagen finanzieren. Investitionsbedarfe durch die staatliche Krankenhausförderung schrumpfen. Viele deutsche Krankenhäuser befinden sich in einer kritischen Lage (vgl. Perillieux et al. o.J., S. 1).

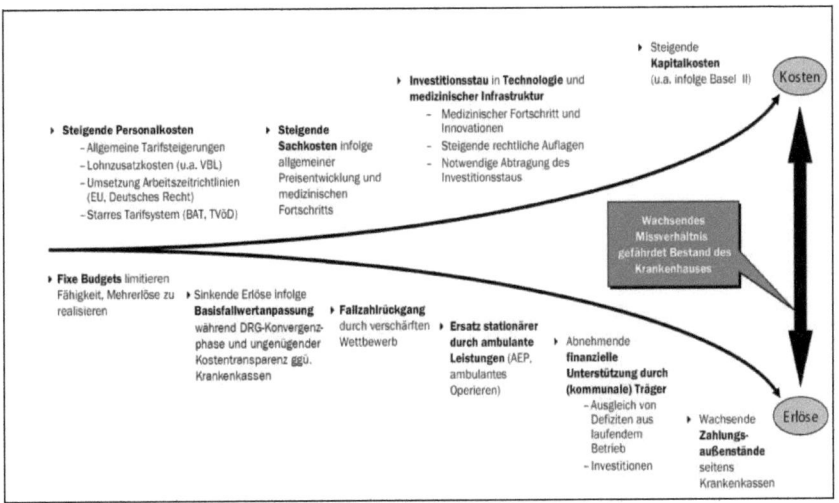

Abb. 5: Kosten-Erlös-Schere im Krankenhaus (Perillieux et al. (o.J.), S. 1)

Dieser Wandel ist durch Privatisierungen, Schließungen und große organisatorische Veränderungen gekennzeichnet (vgl. Oberender 1999, S.244ff.). Daher sollte in diesem Wandel die Suche nach innovativen Führungsmechanismen stets im Mittelpunkt stehen.

In dieser Diskussion ist ein zweiter Aspekt zu berücksichtigen, der demographische Wandel. Die Bevölkerungsstruktur wird sich in den nächsten Jahren drastisch verändern. Dies hat unweigerlich Auswirkungen auf das Leistungsspektrum eines Krankenhauses und stellt somit Forderungen an die zukünftige Führung. Die Menschen werden immer älter. Die Zahl der multimorbid und chronisch Kranken wird weiter steigen. Somit trifft man im Krankenhaus auf Menschen mit komplexen Krankheitsgeschehen. Gleichzeitig wandelt sich der Patient zu einem immer mündigeren Nachfrager gesundheitsrelevanter Leistungen (vgl. Eichhorn et al. 2000, S.4f.).

23

Operationen werden weiter in den ambulanten Sektor verlagert. Auch andere ehemals stationäre Leistungen wandern aus dem Krankenhaus bzw. werden von ambulanten Anbietern durchgeführt. Diese und noch weitere Faktoren einer langen Veränderungsliste dieses Marktes, z.b. die Krankenhausfinanzierung, Trägerschaft und der medizinisch-technische Fortschritt lösen neue Anforderungen an das Management von Krankenhäusern aus, um ihren Bestand zu sichern bzw. sich positiv am Markt zu positionieren (vgl. Greiling 2000, S.69ff.).

Wie ein Krankenhaus auf solche Veränderungen reagiert ist abhängig von der Strategie des Krankenhausträgers und seines Managements. Die Handlungsalternativen gestalten sich aus operativer Sicht von der internen Reorganisation (vgl. Renner. et al. 2001, S. 44) bis hin, zu der hier diskutierten ganzheitlichen Unternehmensführung. Diese ist jedoch stark mit einem Paradigmenwechsel im Krankenhaus verbunden.

4.2. Paradigmenwechsel im Krankenhaus

Um einen Wandel im Krankenhausmanagement beleuchten zu können, bedarf es eines kurzen historischen Abrisses. Krankenhäuser wurden im 19. Jahrhundert revolutioniert, da Ärzte ab da erklären konnten, wie Krankheiten entstehen. Dies war der Beginn der patogenetischen Ausrichtung im Krankenhaus. Das ärztliche Handeln geprägt durch den Einsatz von Medikamenten und gezielten therapeutischen Eingriffen dominierte das Leistungsspektrum. Der Arzt besetzte alle Schlüsselstellen eines Krankenhauses, so auch die des Managements. Er verfügte über das gesamte Budget, musste die Infrastruktur erhalten und entwickeln und Mitarbeiter führen. Hier bestand bzw. bestehen große Probleme, die die Krankenhäuser in die heutige oft schwierige Situation gebracht haben, denn der Arzt ist zum Mediziner und nicht zum Unternehmer, Manager oder Finanzverwalter ausgebildet. Die bis dahin gleichberechtigten anderen (medizinischen) Berufsgruppen im Krankenhaus mussten sich dem Patriarchat der Ärzte unterordnen. Die medizinische und organisatorische Mitbestimmung aller am Versorgungsprozess Beteiligten war nicht mehr gegeben. Die unterschiedlichsten Professionen avancierten so zu ärztlichen Hilfsberufen (vgl. Nagel 1997, S.188).

Durch ANTONOVSKY wurde 1993 die salutogenetische Betrachtungsweise des Menschen geprägt, nachdem der Mensch auch über gesundmachende und gesund erhaltende Faktoren verfügt (vgl. Antonovsky 1997, S.15-20).

Diese beiden Sichtweisen eröffneten eine neue Betrachtungsweise des Patienten, dass trotz Erkrankung auch ureigene Kräfte von Gesundheit vorhanden sind. Der Arzt hat es nach dieser

Synthese nicht mehr nur mit einem Kranken als Träger eines kranken Organs zu tun, er behandelt ein ganzheitliches Individuum.

4.3. Auswirkungen auf das Management am Beispiel der Klinik für Tumorbiologie Freiburg (KTB)

Die Klinik für Tumorbiologie Freiburg (KTB) erhielt 2006 die Akkreditierung als Zentrum für integrierte Onkologie und Palliativbehandlung von der Europäischen Gesellschaft für klinische Onkologie. Ausschlaggebend für diese Auszeichnung war die Anerkennung des Konzeptes der interdisziplinären und ganzheitlichen Behandlung von Tumorpatienten (vgl. Riess 2006).

Schon 1993 hat diese Klinik mit ihrem ganzheitlichen Versorgungskonzept begonnen. Bis zu diesem Zeitpunkt ist in deutschen Krankenhäusern ein Paradigma gewachsen, welches die Schulmedizin in den Vordergrund stellt. Große Kliniken, besonders Uni-Kliniken sind zu spitzenmedizinischen Zentren herangewachsen, die die ganzheitliche Sichtweise des Patienten eher vernachlässigen. Die Innovation des KTB wird besonders durch die Beschreibung ihres Behandlungsprogramms deutlich:

„Dieses Programm stellt in Patientenbetreuung, Forschung und Lehre, im Geiste des Hauses, in Führung und Management, den Versuch einer Synthese der genannten Kerngedanken dar. Sie werden nicht als Gegensatz sondern komplementär verstanden. Ganzheitliche Denkweise in der Tumormedizin muß die Krankheitsdimension, die Gesundheitsdimension und die psychosoziale Dimension gleichermaßen umfassen [...]." (Nagel 1997, S.187)

Damit so ein Programm umgesetzt werden kann, bedarf es einer Abkehr von den hierarchischen Strukturen im Krankenhaus. Jede Profession als Beteiligter des Versorgungsprozesses muss in ihrem Wirkungskreis frei agieren können. Gleichzeitig ist der „Fall" als gemeinsames Projekt zu verstehen und kooperativ zu betreuen. Alle ärztlichen Hilfsberufe müssen in das ganzheitliche Betreuungskonzept einbezogen werden, was von den Ärzten unweigerlich Führungsabgabe bedeutet. Dieses neue Verständnis soll nicht den Arzt degradieren, vielmehr sollen alle Experten einen gemeinsamen Weg mit dem Patienten zusammen bestreiten. Die fordert besondere Führungsqualitäten vom Management. Der Leitspruch lautet an dieser Stelle: Teamarbeit. Das Netzwerk, welches durch die Integration diverser Berufsgruppen gekennzeichnet ist zeichnet sich durch einen partizipativen Führungsstil aus. Die beteiligten Mitarbeiter erhalten die Chance, Probleme auf der Ebene zu lösen in der sie bestehen und werden nicht durch übergeordnete kontextferne Entscheidungen in ihrem Wirken bedroht. D.h. nicht das die Schlüsselpositionen des ärztlichen Direktors bzw. des Geschäftsführers aufgehoben, vielmehr sollen Strukturen aufgebaut werden die eine Selbstlenkung des gesamten Versorgungsprozesses ermöglichen. Somit können Rahmenbedingungen geschaffen werden, in der die richtige Person, an der richtigen Stelle, mit dem ihr gegebenen Verantwortungs- und Kompetenzrahmen das Richtige tun und frei wirken kann. Dieses flexible System kann sich so an Veränderungen schnell und optimal anpassen (vgl. Nagel 1997, S.185-192).

5. Zusammenfassung und Ausblick

Die ganzheitliche Unternehmensführung ist eine komplexe Managementmethode. Die Innovationskraft dieses Instrumentes liegt darin, dass sie Rahmenbedingungen schaffen kann, in der die richtige Person, an der richtigen Stelle, mit dem ihr gegebenen Verantwortungs- und Kompetenzrahmen das Richtige tun und frei wirken kann. Diese Abkehr von dem patriarchischen Führungsstil kann eine Antwort auf die zunehmenden sehr komplexen Veränderungen einer globalen Welt sein. Unternehmen müssen sich nicht mehr nur auf ihrem heimischen Markt orientieren, es gilt den Blick weiter schweifen zu lassen.

Krankenhäuser sind stetig neuen Reglementierungen und Anforderungen ausgesetzt. Deren Leistungsspektrum wird sich weiter verändern. Die Konkurrenz steigt nicht nur zwischen den Krankenhäusern, der ambulante und private Anbieterkreis von gesundheitsrelevanten Leistungen wird ebenso zunehmen. Wenn Kliniken an diesem Wandel partizipieren wollen, müssen neben strukturellen auch die Managementfähigkeiten und Führungsstile neu geordnet werden. Der Arzt in der Funktion als Krankenhausführung hat ausgedient. Das Nachfolgemodell des Verwaltungsdirektors steht ebenso auf dem Prüfstand. Aktuell geht der Trend zum betriebswirtschaftlich orientierten Management, welches ein Krankenhaus nicht verwalten, sondern lenken und entwickeln will. Die ganzheitliche Unternehmensführung setzt an diesen Intentionen an bzw. greift diese auf. Der Vorteil dieser Methode liegt in ihrer Flexibilität. Die eingangs beschriebenen vielfältigen Veränderungen, denen ein Unternehmen (Krankenhaus) ausgesetzt ist können systematisch in Teilsegmente zerlegt, analysiert und abschließend in eine nachhaltige Lösungsstrategie entwickelt und umgesetzt werden. Sie kann jedoch nicht als Patentrezept eingesetzt werden. Jedes Unternehmen befindet sich in komplexen Umweltbeziehungen. Eine Führungsstrategie muss in diesen Kontext passen. Die ganzheitliche Unternehmensführung macht hier das Angebot, die individuell anpassbaren Funktionen und Methodenaspekte für den Aufbau einer passenden Führungsstrategie im Unternehmenskontext zu nutzen.

Die Eingangsfrage, nach welcher Strategie bzw. Philosophie ein Unternehmen erfolgreich geführt werden sollte, kann abschließend nicht geklärt werden. Jedoch zeigt die ganzheitliche Unternehmensführung eine große Chance für Unternehmen auf, sich den neuen Herausforderungen stellen zu können.

Literaturverzeichnis

Amann, K. (1995): Unternehmensführung. Strategisches und operatives Management. Kohlhammer Verlag: Stuttgart

Antonovsky, A. (1997): Salutogenese: zur Entmystifizierung der Gesundheit. Dt. erw. Hrsg.: von Franke, A. aus dem Amerikan. übers: Verlag der Deutschen Gesellschaft für Verhaltenstherapie (DGVT): Tübingen

Bacher, M.R. (2000): Outsourcing als strategische Marketing-Entscheidung. Dt. Univ.- Verl., Wiesbaden

Behr, M. et al. (2005): Brandenburger Fachkräftestudie. Entwicklung der Fachkräftesituation und zusätzlicher Fachkräftebedarf. Landesministerium Brandenburg - MASGF (Hrsg.)

Berthel, J.; Becker, F.G. (2003): Personalmanagement. Grundzüge für Konzeptionen betrieblicher Personalarbeit. Schäffer-Poeschel Verlag: Stuttgart

Bleicher, K. (2004): Das Konzept Integriertes Management. Campus Verlag: Frankfurt

Brost, M.; von Heusinger, R.; Storn, A. (28.04.2005): Was ist an Deutschland so verlockend? DIE ZEIT-Online, Nr.18 (http://www.zeit.de/2005/18/Heuschrecken, Stand: 12.06.07)

Bundeszentrale für politische Bildung: Globalisierung. Zahlen und Fakten. http://www.bpb.de/wissen/Y6I2DP,0,Globalisierung.html (Stand: 14.06.07)

Carl, N.; Kiesel, M. (2002): Unternehemensführung. Methoden, Instrumente, Managementkonzepte. Moderne Industrie Verlag, 2. Aufl.: München

Controlling: http://www.wirtschaftslexikon24.net/d/controlling/controlling.htm (Stand: 11.06.2007)

Eichhorn, P.; Seelos, H.J.; Graf von der Schulenburg, J.M. (2000): Das Krankenhaus im Gesundheitssystem. In: Eichhorn, P.; Seelos, H.J.; Graf von der Schulenburg, J.M. (Hrsg.): Krankenhausmanagement. Urban und Fischer Verlag: München, S.3-7

Eichhorn, P.; Greiling, D. (2003): Das Krankenhaus als Unternehmen. In: Arnold, M.; Klauber, J.; Schellschmitt, H.(Hrsg.): Krankenhaus-Report 2002. Schwerpunkt: Krankenhaus im Wettbewerb. Schattauer Verlag: Stuttgaert, New York, S.31-41

Greiling, D. (2000): Rahmenbedingungen krankenhausbezogenen Unternehemensmanagements. In: Eichhorn, P.; Seelos, H.J.; Graf von der Schulenburg, J.M. (Hrsg.): Krankenhausmanagement. Urban und Fischer Verlag: München, S.69-88

Horchler, H. (1996): Outsourcing. Eine Analyse der Nutzung und ein Handbuch der Umsetzung. Markt- Recht- Management- Abwicklung- Vertragsgestaltung. Datakontext-Fachverlag: Köln

Gomez, P.; Probst, G.J.B. (1987): Vernetztes Denken im Management. In: Die Orientierung. Schweizerische Volksbank, Nr. 89: Bern

Frese, E. (2005): Grundlagen der Organisation. Entscheidungsorientiertes Konzept der Organisationsgestaltung. Gabler Verlag, 9. Aufl.:Wiesbaden

Gomez, P.; Probst, G. (1997): Die Praxis des ganzheitlichen Problemlösens. Vernetzt denken, Unternehmerisch handeln, Persönlich überzeugen. Paul Haupt Verlag, 2. Aufl.: Bern

Hollitscher, W. (1969): Der Mensch im Weltbild der Wissenschaft. Globus Verlag: Wien

Hungenberg, Harald (2006): Strategisches Management in Unternehmen. Ziele, Prozesse, Verfahren. Gabler Verlag, 4. Aufl.: Wiesbaden

Janisch, M. (1993): Das strategische Anspruchsgruppenmanagement. Vom Shareholder Value zum Stakeholder Value, Hauptverlag: Bern

Krüger, W.; Homp, C. (1997): Kernkompetenz-Management. Steigerung von Flexibilität und Schlagkraft im Wettbewerb. Gabler Verlag: Wiesbaden

Macharzina, K. (1999): Unternehmensführung. Das internationale Managementwissen. Gabler Verlag, 3. Aufl.: Wiesbaden

Mann, R. (1995): Das ganzheitliche Unternehmen . Die Umsetzung des neuen Denkens in der Praxis zur Sicherung von Gewinn und Lebensfähigkeit. Schäffer-Poeschel Verlag, 6. Aufl.: Stuttgart

Nagel, G.A. (1997): Ganzheitliche Medizin im Krankenhaus. Konsequenzen für Management und Führung, ein Erfahrungsbericht. In: Hoefert, H.-W. (Hrsg.): Führung und Management im Krankenhaus. Verlag für angewandte Psychologie: Göttingen, S.185-192

Oberender, P.O.; Hacker, J. (2000): Entwicklungsszenario für Krankenhäuser. In: Braun, G.E. (Hrsg.): Handbuch Krankenhausmanagement. Bausteine für eine modere Krankenhausführung. Schäffer-Poeschel Verlag: Stuttgart, S.343-365

Perillieux, R.; Schwarting, D.; Schnitzler, N.; Bauer, M. (o. J.): Krankenhäuser im Wandel. Die Zukunft gestalten durch strategische Standortbestimmung und Neupositionierung. http://www.boozallen.de/content/downloads/krankenhaeuser_wandel.pdf (Stand: 27.03.06)

Probst, G.J.B., Gomez, P. (1991): Vernetztes Denken. Ganzheitliches Führen in der Praxis. Gabler Verlag, 2. Aufl.: Wiesbaden

Renner, G.; Reisinger, G.; Linzatti, R. (2001): Outsourcing: Formen, Ziele, Bereiche, Entwicklungstendenzen, Chancen und Risiken. In: Frosch, E.; Hartinger, G.; Renner, G. (Hrsg.): Outsourcing und Facility Management im Krankenhaus: Strategien- Entscheidungstechniken- Vorgehensweisen, mit Fallbeispielen aus der Praxis. Wirtschaftsverlag Ueberreuter: Wien, Frankfurt, S.17-71

Riess, B. (November 2006): Klinik für Tumorbiologie Freiburg als Palliativzentrum ausgezeichnet. Klinik für Tumorbiologie: http://www.bio-pro.de/de/region/freiburg/meldungen/02879/index.html (stand: 12.06.2007)

Robbins, S.P. (2001): Organisation der Unternehmung. Pearson Studium Verlag, 9. Aufl.: München

Seghezzi, H.D. (1997): Ganzheitliche Unternehmensführung. Gestaltung, Konzepte und Instrumente. Schäffer-Poeschel Verlag: Stuttgart

Seyfarth-Metzger, I.; Vogel,S (2002): Patientenpfade – interdisziplinäre Rahmenbedingungen und Erfahrungen. In: Hellmann, Wolfgang (Hrsg.): Klinische Pfade. Konzepte Umsetzungen Erfahrungen. ecomed Verlagsgesellschaft: Landsberg, Lech

Steinle, C. (1999): Ziele, Aufgaben und Instrumente des Controlling. In: Steinle, C.; Bruch, H. (Hrsg.): Controlling. Kompendium für Controller/innen und deren Ausbildung. Schäffer-Poeschel Verlag, 2. Aufl.: Stuttgart, S.20-29

Steinmann, H.; Schreyögg, G. (2000): Management. Grundlagen der Unternehmensführung. Gabler Verlag, 5. Aufl.: Wiesbaden

Ulrich, H.; Probst, G.J.B. (1988): Anleitung zum ganzheitlichen Denken. Ein Brevier für Führungskräfte. Haupt Verlag: Bern

Ulrich, H.; Probst, G.J.B. (1995): Anleitung zum ganzheitlichen Denken. Ein Brevier für Führungskräfte. Haupt Verlag, 4. Aufl.: Bern

Wolf, J. (2005): Organisation, Management, Unternehmensführung. Theorien und Kritik. Gabler Verlag, 2. Aufl.: Wiesbaden